CONTRIBUTION A L'ÉTIOLOGIE

DES

POLYPES MUQUEUX

DES FOSSES NASALES

PAR

LE DR A. DURAND

NANCY

IMPRIMERIE BERGER-LEVRAULT & Cie

18, RUE DES GLACIS, 18

1903

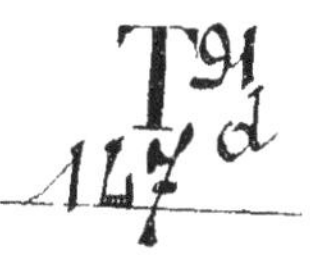

CONTRIBUTION A L'ÉTIOLOGIE

DES

POLYPES MUQUEUX

DES FOSSES NASALES

CONTRIBUTION A L'ÉTIOLOGIE

DES

POLYPES MUQUEUX

DES FOSSES NASALES

PAR

LE DR A. DURAND

NANCY

IMPRIMERIE BERGER-LEVRAULT & Cie

18, RUE DES GLACIS, 18

1903

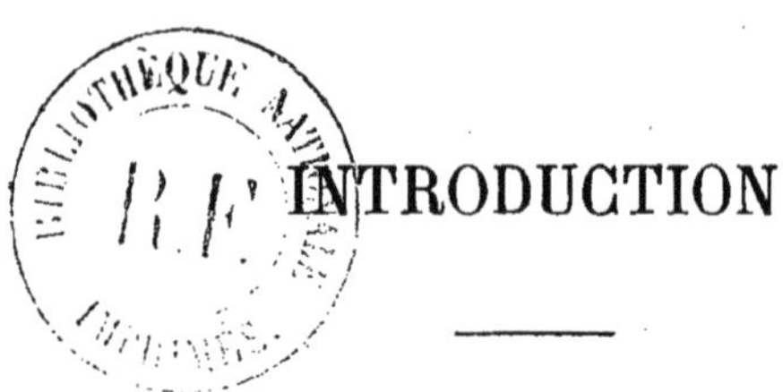

INTRODUCTION

Si l'on considère, d'une part, la fréquence extrême des polypes muqueux des fosses nasales, d'autre part, le nombre des travaux dont ils ont été le point de départ, il peut paraître étonnant que l'accord ne soit pas fait sur la question de leur étiologie.

L'anatomie pathologique, la symptomatologie, le diagnostic sont autant de chapitres qui, dans tous les traités classiques actuels, sont écrits avec un développement aussi complet que possible; il n'en est plus de même de l'étiologie, du pronostic et du traitement, dont la dépendance est si étroite, qu'il est de règle absolue en thérapeutique, qu'un traitement rationnel doit être basé sur la connaissance, et avoir pour but principal la suppression de la cause première de l'affection. Il serait en effet illusoire d'espérer une guérison radicale des polypes par leur ablation pure et simple, même plusieurs fois répétée, s'ils sont liés par exemple à une suppuration antrale : la cure radicale de l'empyème maxillaire, seule, assurera leur disparition définitive.

Ces quelques données démontrent l'importance

d'une connaissance approfondie de l'étiologie des affections en général, des polypes des fosses nasales dans le cas particulier. Toutefois, nos recherches nous ont fait constater combien la question de la pathogénie des polypes muqueux était controversée, et, à l'heure actuelle, nous pouvons dire que rien n'est certain à ce sujet, qu'il n'existe encore que des hypothèses plus ou moins contradictoires.

C'est l'exposé de ces hypothèses, de ces différentes théories, qui fera l'objet de notre thèse. Quelques notions historiques abrégées montreront combien la question a pris d'ampleur et de complexité à mesure que l'étude en était approfondie ; l'analyse et la discussion des diverses théories émises formeront la majeure partie de ce travail ; enfin nous essaierons dans un dernier chapitre, en groupant ce qui nous a paru devoir être retenu de chacune des opinions exposées, et en y ajoutant quelques réflexions que nous a suggérées l'examen de nombreux cas cliniques, de présenter sous une forme précise et moins confuse cette question intéressante de l'étiologie des polypes muqueux des fosses nasales.

Mais, nous manquerions certainement à un devoir si, avant d'aborder notre sujet, nous n'exprimions notre vive gratitude à tous nos Maîtres de la Faculté de Nancy. C'est à eux, à leur dévoûment, à leurs savantes leçons, que nous devons d'arriver heureusement, aujourd'hui, au terme de nos années d'études : qu'ils veuillent bien en recevoir publiquement ici le témoignage de notre profonde et inaltérable reconnaissance.

Notre souvenir respectueux et ému s'adresse tout d'abord à la mémoire de M. le doyen Heydenreich, dans le service duquel nous avons eu l'honneur de faire nos débuts d'études chirurgicales.

M. le professeur Gross, en acceptant aujourd'hui la présidence de notre thèse, nous confirme un intérêt dont nous sommes fier, et duquel nous lui garderons toujours la plus respectueuse gratitude.

Nous remercions tout particulièrement M. le professeur Spillmann des hauts enseignements que nous avons reçus de lui pendant notre année d'externat dans son service, ainsi que de l'amitié qu'il nous a toujours témoignée.

Jamais nous n'oublierons les savantes leçons que l'éloquence persuasive de M. le professeur Haushalter remplit de tant de charmes ; pas plus que les cours de M. le professeur Villemin dont la science n'a d'égales que l'amabilité et la bienveillance.

Nous exprimons également notre reconnaissance à M. le professeur Rohmer, à M. le professeur agrégé Guilloz, ainsi qu'à M. le docteur Georges Thiry.

Mais notre plus vive gratitude s'adresse à M. le professeur agrégé Jacques. Bénéficiant de l'amitié qui l'unissait à notre frère regretté, nous avons trouvé en lui, non seulement le Maître qui instruit, mais surtout le Guide qui éclaire et dirige.

Dès les premières années de nos études médicales, il nous a tracé la voie à suivre, nous y a encouragé et soutenu par sa bienveillance constante. En nous associant à ses travaux, il a mis à notre service toutes les lumières de sa science : notre cœur hâte de ses vœux la venue du jour prochain où des liens plus étroits nous permettront de mieux lui prouver notre reconnaissante affection.

Et puisque la soutenance de cette thèse doit clore notre vie d'étudiant, qu'il nous soit permis d'adresser aussi un affectueux souvenir aux amis de notre jeunesse ; à ce cher René Renard, le bon camarade des jours gais, le soutien et le réconfort des heures sombres ; aux docteurs Paul Mathieu et Marc Urmès, et à tous nos condisciples du *Groupe d'études,* ces excellents compagnons de la vingtième année !... Nos vœux de bonheur les accompagnent dans les différentes carrières qu'ils se sont choisies, ainsi que l'assurance d'un cordial et durable souvenir.

CONTRIBUTION A L'ÉTIOLOGIE

DES

POLYPES MUQUEUX

DES FOSSES NASALES

CHAPITRE Ier

HISTORIQUE

Les polypes des fosses nasales furent, de la part des auteurs les plus anciens, l'objet de multiples recherches. Mais les premiers chirurgiens se limitèrent surtout à l'étude morphologique de ces tumeurs ; ils mirent toute leur ardeur à imaginer et à appliquer des procédés opératoires nouveaux, et laissèrent à peu près de côté la question de leur origine.

Ayant, en fait d'étiologie, des idées très vagues, ils attribuèrent d'abord les polypes à des influences telles que : l'hérédité, la strume, la syphilis, les miasmes, la suppression des menstrues, etc. « Les hommes sujets aux enchifrènements, aux hémorrhagies nasales y sont plus exposés. Rarement les enfants en sont affectés, cependant on en a quelques exemples, ainsi que les vieillards. L'habitation dans un lieu bas et humide, comme, par exemple, le séjour longtemps prolongé dans un cachot, y dispose particulièrement : il est probable qu'un enchifrènement habituel occasionné par le froid et l'humidité de ce lieu est la cause de la maladie. Les coups, les chutes sur le nez, des corps étrangers introduits dans les narines, l'irritation, l'excoriation qu'on détermine dans ces parties en les stimulant d'une manière quelconque, l'arrachement des poils qui s'y rencontrent, paraissent être des causes plus immédiates des polypes. La suppression de quelques évacuations comme les hémorrhoïdes, les différents virus tels que le vénérien, le scrofuleux, le dartreux et le variolique, semblent aussi influer dans quelques cas sur leur origine. Ils peuvent aussi succéder à un ozène, à la carie de quelques-uns des os qui forment les parois des fosses nasales. » (LACROIX J. C., *Dissertation chirurgicale sur les polypes des fosses nasales,* 1802.)

On le voit, malgré diverses erreurs d'interprétations, imputables aux idées alors régnantes, cet auteur fait preuve, dans son exposé, d'un réel sens clinique et d'un indiscutable talent d'observation. La question peut être dès lors considérée comme posée. Les progrès de l'Anatomie pathologique, le perfectionnement des méthodes d'exploration ne tarderont pas à y apporter peu à peu des éclaircissements.

Les auteurs antérieurs se bornaient, jusqu'au xixᵉ siècle, à faire intervenir des causes tout à fait générales et firent à peine mention de la Pathogénie proprement dite des polypes muqueux.

Citons, au milieu du XVIIe siècle, BOERHAAVE, qui attribuait la formation des polypes du nez au prolongement de la membrane de revêtement des sinus pituitaires. Il pensait que, pour une cause ou pour une autre, la sécrétion d'une cellule glandulaire, devenant trop épaisse, ne pouvait s'écouler convenablement de la cavité, qui se remplissait ainsi, jusqu'à ce que la membrane de revêtement vînt faire saillie dans les fosses nasales où elle était suspendue, comme un sac membraneux, avec un contenu liquide ou semi-liquide. (*Prælectiones ad institut.*, ad § 498.)

Au XVIIIe siècle, HEISTER (*General system of surgery*, english transl., London, 1743, II) explique de même la genèse des polypes par l'obstruction d'une ou de plusieurs glandes de la muqueuse pituitaire donnant lieu à la formation de la tumeur.

Quelques années plus tard, en 1749, LEVRET, dans ses *Observations sur la cure radicale de plusieurs polypes de la matrice, de la gorge et du nez*, cherche à éclaircir ce côté obscur de la question : « Certains polypes, dit-il, sont formés par l'expansion de la membrane pituitaire, abbreuvée de sucs muqueux ; d'autres doivent leur naissance à l'engorgement lymphatique des glandes comprises dans l'épaisseur de la membrane pituitaire, qui tapisse toutes ces parties. » Il reconnaît ainsi deux sortes de polypes ; les uns, dus à une infiltration muqueuse de la pituitaire les autres, n'étant que des kystes glandulaires par rétention.

En 1804, DESCHAMPS approfondit avec plus de dé-

tails le rapport des polypes avec la muqueuse nasale :
« Les polypes du nez, ainsi que ceux des sinus, lisons-
nous dans son *Traité des Maladies du nez et des sinus,*
ont leur siège dans le tissu cellulaire qui recouvre le
tissu fibreux, susceptible d'aucune expansion de la
membrane muqueuse. Celle-ci, poussée en avant par
la tumeur, en fait l'enveloppe extérieure, et la revêt
exactement dans toute son étendue. La laxité des tissus
cellulaires, la faiblesse organique des vaisseaux sanguins lymphatiques, l'amas et le séjour du mucus dans
ses follicules, un point d'irritation quelconque qui aura
déterminé un flux d'humeur plus abondant sur cette
partie ou une plus grande sécrétion de l'humeur
aqueuse, ou qui aura produit une crispation dans ses
canaux, sont autant de causes prochaines de ces maladies, dont les causes éloignées sont communes à
quantité d'autres affections. Parmi ces causes, on peut
remarquer : l'habitation dans les lieux humides, les
catares fréquens, etc. »

En 1821, H. CLOQUET (*Traité d'Osphrésiologie*) remarque que les personnes sujettes au coryza, et chez
lesquelles le tissu de la membrane pituitaire est épaissi
par des phlogoses répétées, sont les plus exposées aux
polypes ; « on les a vus, dit-il, se développer à la suite
de la suppression de certains écoulements, ou devoir
leur naissance à l'introduction de corps irritants dans
les fosses nasales. Un coup, une chute sur le nez, l'ha-
bitude de se frotter trop souvent cet organe avec la
main, ont pu aussi parfois en déterminer l'apparition,
que favorise en outre beaucoup une diathèse scrofu-
leuse » ; enfin certains polypes ne seraient que sympto-

matiques, et dépendraient de la présence de vers dans le canal intestinal. Cloquet ajoute : « Quant aux causes organiques, il ne manque pas de théories plus ou moins hypothétiques, émises à leur sujet. Walter, par exemple, prétend que les polypes sont dus à une irritation particulière, dirigée vers les orifices des vaisseaux qui rampent dans la membrane, laquelle les oblige à fournir une plus grande proportion de lymphe ; celle-ci ensuite se concrète, prend de la consistance et s'organise en un tissu au sein duquel se prolongent ces mêmes vaisseaux, pour y porter la nourriture et la vie. Manne attribue leur formation à l'obstruction d'une ou de plusieurs cryptes muqueuses, qui se gonflent par les sucs surabondants dont elles sont abreuvées. »

Cette opinion de Walter est déjà l'ébauche de la théorie de l'infiltration séreuse interstitielle, qui rallie à l'heure actuelle un grand nombre d'auteurs et que nous étudierons plus loin en détail.

Quelques années plus tard, Gerdy (*Des Polypes et de leur traitement, 1833*) invoqua, entre autres causes, « les engorgements inflammatoires aigus ou chroniques, les violences extérieures, capables de déterminer de semblables engorgements », mais ne fit aucune allusion au mécanisme intime de la formation des polypes muqueux des fosses nasales.

Tel était l'état de cette question vers la fin du xix° siècle.

Les auteurs cherchèrent alors à déterminer d'une manière plus précise la nature de ces tumeurs ainsi que les relations qui existent entre elles et les lésions des différents organes voisins : muqueuse, os et cavités annexes. Il était généralement admis, et les auteurs appuyaient leur opinion sur l'autorité de Virchow, de Cornil et Ranvier (¹), que les polypes des fosses nasales étaient de véritables tumeurs myxomateuses, comparables, et même analogues, à la gelée de Wharton, c'est-à-dire formés de fibres aréolées, renfermant dans leurs mailles la substance fondamentale propre aux myxomes : la mucine, le tout englobé dans une capsule conjonctive.

En 1885, Hoppmann (²) s'éleva contre cette manière de voir ; il reconnut en effet que le contenu des aréoles conjonctives était constitué, non pas par de la mucine, mais par de la sérosité albumineuse, la présence de cette sérosité étant en relation avec des processus de stase dans les capillaires, soit par suite du faible développement des vaisseaux afférents, soit en raison d'autres obstacles, sur le trajet du sang veineux. Il ajoutait, à l'appui de sa thèse, que la sérosité des polypes gélatineux du nez, fraîchement recueillie, durcit par la coction comme l'albumine.

La plupart des auteurs acceptèrent ces idées, du moins sur ce point, que les polypes ne sont pas des myxomes purs, mais bien le résultat d'une infiltration séreuse interstitielle de la muqueuse normale du nez ; car les uns admettent que la réplétion des aréoles élargies des tissus, par du sérum, est due à une stase non inflammatoire ; et les autres considèrent l'exsudat interstitiel comme un œdème localisé de la muqueuse, consécutif à une inflammation superficielle ou profonde.

____

(1) Cornil et Ranvier. — *Manuel d'histologie pathol.*, 1881, t. I, p. 375.
(2) Hoppmann. — Ueber Nasenpolypen. *Monats. j. Ohrenh.*, 1885.

A côté de ces diverses interprétations, Lermoyez [1], étudiant les rapports des polypes avec l'hydrorrhée nasale, constate que l'œdème interstitiel de la pituitaire n'est pas dû seulement à des obstructions vasculaires, mais qu'il faut y joindre des troubles vasomoteurs. Dans certaines circonstances même, eux seuls suffiraient à produire l'œdème. Ces troubles vasomoteurs de l'accès d'hydrorrhée, en se répétant sur une muqueuse prédisposée aux œdèmes localisés, comme l'est celle de l'arthritique par exemple, aboutiraient à la formation de ces œdèmes polypoïdes, dont on comprend la disparition totale sans actes opératoires, quand un traitement général rend aux vaisseaux leur vasotonicité.

Ainsi tous les auteurs sont, à l'heure actuelle, à peu près d'accord sur ce point que *les polypes muqueux ne sont pas des myxomes purs, mais bien le résultat d'une infiltration interstitielle séreuse de la pituitaire,* d'origine inflammatoire ou non.

Nous allons voir rapidement combien les idées relatives aux rapports existant entre ces polypes et les affections des régions voisines, muqueuse, os et cavités annexes, restent encore, à l'heure actuelle, partagées, comme elles l'étaient d'ailleurs il y a quelques années, lorsque cette question fut mise à l'étude.

En 1885, E. Woakes [2], d'une opinion semblable à celle de Semon [3], soutint une théorie sur les relations qui existent entre la formation des polypes et la nécrose

---

(1) *Annales de Laryngologie,* juillet 1899.
(2) *The Lancet,* 1885, n° 3. Necrosing ethmoïditis.
(3) Semon. — *Centralbl. f. Laryng.,* 1885.

de l'ethmoïde. Il décrit une forme d'inflammation lente, débutant dans les parties nasales de l'ethmoïde, inflammation qui amène une périostite et une nécrose osseuse. L'affection est produite, ainsi qu'il dit l'avoir vu dans de nombreux cas, à la suite, soit d'un catarrhe prolongé, soit d'exanthèmes, soit de traumatisme. Au début de la maladie, on voit souvent de petites formations se développer sur le cornet moyen. Ces formations grossissent peu à peu, et produisent la dislocation des os et la déformation du nez. A ce stade avancé, on constate d'ordinaire facilement la mise à nu de surfaces osseuses rugueuses; à une période plus avancée encore, les cornets se détruisent, et les néoformations polypoïdes s'ajoutent au tableau des phénomènes.

La rapidité et l'étendue des nécroses varient notablement dans les divers cas. (Dans un cas, observé par ERICHSON, la selle turcique fut rejetée par le nez. [!])

Si à ces phénomènes vient s'ajouter une dilatation de l'orifice de communication de l'antre, il peut alors se produire un abcès du sinus, ou une dégénérescence polypoïde de la muqueuse qui le revêt. Dans une autre série de cas, il se forme des myxomes qui s'accroissent avec une extrême rapidité, et une nécrose des plaques osseuses minces. La maladie semble toujours prendre un caractère progressif et ne présente jamais de prédisposition à la guérison spontanée.

WOAKES déclare, à l'appui de ses dires, que, toutes les fois qu'il a recherché la nécrose dans les cas de polypes du nez, il l'a rencontrée.

E. KAUFMANN, en 1870 (*Monatsch. f. Ohrenheilkunde*),

s'élève contre les théories actuelles du développement des polypes et dit que la cause assez généralement admise, la rhinite chronique, n'a aucune valeur. Il pense que l'empyème du sinus maxillaire constitue, dans beaucoup de cas, la cause unique et non moins fréquente du développement des polypes dans les fosses nasales.

LENNOX-BROWNE [1] croit qu'au début, ils se présentent sous la forme de simples papilles hypertrophiées et que cette hypertrophie œdémateuse est le plus souvent la conséquence d'un catarrhe chronique, avec plus ou moins d'obstruction par déviation de la cloison.

BASWORTH attribue les excroissances polypeuses qui se forment dans ces conditions à la sténose antérieure et aux efforts que fait sans cesse le malade pour se moucher, pour renifler, pour débarrasser, en un mot, ses fosses nasales.

A.-W. DE ROALDÈS remarque, à ce propos, que les polypes sont très rares. chez les nègres, qui ont les narines spacieuses et mieux drainées, et que d'ailleurs, n'étant guère neuro-arthritiques, ceux-ci sont moins sujets aux rhinites chroniques.

Reprenant les idées de KAUFMANN, GRÜNWALD [2], en 1893, émet l'opinion suivante :

« Les polypes, dans le plus grand nombre de cas, constituent un bon signe pathognomonique des empyèmes des cavités accessoires, ou des suppurations localisées dans les méats. »

---

(1) LENNOX-BROWNE. — *Traité des maladies du larynx, pharynx et fosses nasales,* 1891.

(2) GRÜNWALD. — *Die Lehre von der Naseneiterung,* 1893.

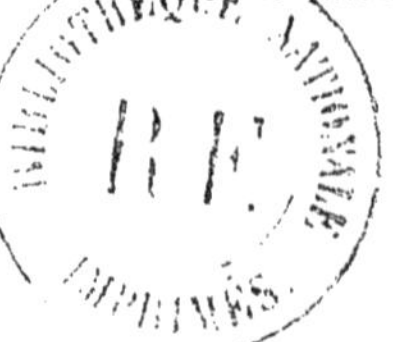

Il est toujours arrivé, dit-il, à constater, à côté des polypes, la suppuration ; souvent même, ce n'est qu'après un deuxième examen qu'il l'a découverte. Dans 86 p. 100 des cas de polypes il y aurait eu suppuration en foyer.

S'appuyant en outre sur quelques observations de coexistence de carie osseuse et de polypes, il prétend que ceux-ci sont dus à une lésion osseuse consécutive à une suppuration.

GRÜNWALD remarque enfin que, sauf dans un seul cas, toutes les fois que la suppuration atteignait les deux fosses nasales, il existait des polypes bilatéraux ; le foyer de suppuration était-il unique, les polypes n'occupaient que le côté infecté. En tous cas, abstraction faite des suppurations combinées, dont l'interprétation est difficile, c'est l'ethmoïde qui fournit la plus large contribution à la genèse de la dégénérescence polypeuse, la muqueuse de cette région étant particulièrement propice à ce mode de dégénérescence.

Étudiant leur constitution histologique, GRÜNWALD considère les polypes comme des tumeurs inflammatoires.

« Leur tissu, dit-il, présente les caractères de l'œdème aigu inflammatoire, lesquels ne diffèrent pas d'ailleurs de ceux de l'œdème inflammatoire chronique : c'est ainsi qu'à la suite d'une intervention de sinusite, il se produit une réaction polypeuse, quelquefois considérable, due à la présence du tampon, dont l'extraction suffit à assurer la disparition de ces néoformations. »

La formation polypeuse ne suit pas toujours immédiatement la suppuration ; dans certains cas, ce n'est qu'au bout d'un temps assez long que l'on voit apparaître la dégénérescence (cinq ans, dans un cas cité par GRÜNWALD).

Cet auteur conclut qu'il existe des preuves suffisantes :

1° De la coïncidence des polypes du nez dans une proportion remarquable avec des suppurations en foyer;

2° De la relation de cause à effet qui existe d'une façon exclusive entre ces suppurations d'une part, la carie osseuse d'autre part, et les productions polypeuses, et non d'effet à cause, sauf dans certains cas d'empyèmes combinés : les polypes sont alors secondaires à un empyème; ils ont, par leur présence, empêché la libre sécrétion d'autres sinus et réalisé ainsi leur infection.

ZUCKERKANDL, en 1896, expose, dans son *Anatomie normale et pathologique des fosses nasales* (pages 389 et suiv.), ses recherches personnelles et les conclusions auxquelles il arriva. Il s'élève tout d'abord contre cette opinion de WOAKES et de GRÜNWALD, que les polypes sont produits par la forme nécrotique de l'ethmoïdite; il fait remarquer que, si l'on ne peut rejeter d'une façon absolue cette manière de voir, il n'a jamais observé la carie ou la nécrose de l'ethmoïde en même temps que les polypes, à l'exception des cas où la syphilis ou la tuberculose constituaient la véritable cause. Bien plus, il a souvent constaté que le tissu osseux sous-jacent aux polypes (unguis et cellules ethmoïdales) s'épaississait, au contraire, et se vascularisait sans aucune tendance à la nécrose; cet état serait la conséquence naturelle de la congestion des couches profondes de la muqueuse, adhérentes au périoste, et cette hypertrophie serait si constante que l'aspect de l'os macéré suffirait pour reconnaître que la muqueuse qui le recouvrait a été le siège de polypes; l'os hypertrophié formerait parfois une épine constituant le centre de leur pédicule.

Les polypes proprement dits ayant leur siège sur l'ethmoïde, on doit, dans ce cas, attribuer leur développement à une *ethmoïdite superficielle,* ou à une rhinite, si l'on considère, comme on le fait d'ordinaire, le revêtement muqueux des parties superficielles de l'ethmoïde (des cornets, de l'apophyse unciforme et de la bulle ethmoïdale) comme muqueuse nasale.

Zuckerkandl est de l'avis de ceux qui considèrent les polypes comme le résultat presque constant d'une infiltration séreuse interstitielle. Celle-ci jouerait surtout un rôle important dans les polypes qui naissent sur l'apophyse unciforme, la bulle ethmoïdale et les saillies anguleuses des cornets de l'ethmoïde, tandis qu'elle ne se produirait pas pour les polypes implantés sur le bord épaissi du cornet moyen et sur l'agger nasi. Ce phénomène dépendrait des conditions anatomiques de la région sur laquelle le polype s'est développé ; sur le bord du cornet moyen, la muqueuse est compacte, caverneuse, riche en glandes, sa structure est beaucoup plus dense que celle de la muqueuse délicate et pauvre en glandes des crêtes saillantes ; pour cette raison, l'infiltration séreuse des fentes du tissu se produira beaucoup plus facilement.

Cet auteur admet que la réplétion des aréoles élargies des polypes par du sérum est due à une stase inflammatoire : « Si nous recherchons, dit-il, un fait

analogue à ce phénomène, nous le trouvons sur la muqueuse du sinus, dans la forme sécrétoire de l'inflammation. La disposition du stroma et la composition de
l'exsudat présentent une analogie frappante ; et on ne
peut méconnaître que les deux processus ne soient identiques. Il s'agit dans les deux cas d'une inflammation
chronique avec exsudat interstitiel et forte dilatation
du réseau fibrillaire. Les polypes sont par conséquent
des produits inflammatoires, des hypertrophies inflammatoires de la muqueuse. Dans le grossissement
des polypes gélatineux, outre l'accroissement du tissu
et la dilatation des vaisseaux, l'accumulation interstitielle de l'exsudat joue aussi un grand rôle, et je suis
d'accord avec HOPPMANN lorsqu'il dit que l'on peut
vider les polypes muqueux en exprimant leur contenu
séreux, à tel point qu'il ne reste plus qu'un lambeau
de muqueuse informe.

« Non seulement l'exsudat interstitiel, mais encore
l'infiltration de la tumeur par des cellules rondes, plai-
dent en faveur du caractère inflammatoire des polypes.
Les cellules rondes se rencontrent en effet, dans la
plupart des cas, en grand nombre dans les couches
sous-épithéliales, dans les travées fibrillaires, autour
des vaisseaux et des glandes, et aussi, en liberté, dans
l'exsudat. Quelques auteurs pensent que le dépôt de
cellules rondes ne se fait que secondairement, et qu'il
est plus exact de supposer que l'irritation déterminée
par le frottement continuel d'un polype sur les parois
latérales des fosses nasales augmente l'inflammation.
Mais il n'y a aucune raison d'admettre que l'infiltration
de cellules rondes soit le produit d'une inflammation

secondaire : on trouve parfois déjà ces cellules dans de tout petits polypes. »

Zuckerkandl cite l'exemple d'un cas de rhinolithiase où un grand nombre de polypes, uniquement formés de tissu conjonctif, riche en vaisseaux, se trouvaient sur le revêtement du méat inférieur, c'est-à-dire en un point où les tumeurs polypeuses sont extrêmement rares. On peut, dans ce cas, attribuer la formation polypeuse à l'irritation causée par la volumineuse rhinolithe sur la muqueuse. Partout où les pointes du calcul exerçaient une friction, il s'est produit de longs polypes dans leur voisinage. La muqueuse nasale présentait des traces nettes d'une rhinite chronique localisée. Dans ce cas, c'est uniquement la rhinolithe que l'on doit considérer comme la cause de la forme spéciale que revêt la rhinite ; car, dans les inflammations les plus graves et les plus anciennes de la muqueuse nasale, on ne voit pas de tumeurs de ce genre se développer dans le méat inférieur.

Il considère en outre des hypertrophies polypoïdes du cornet inférieur comme de véritables polypes ; il n'existe entre eux et ceux des autres régions qu'une différence de quantité et de forme ; il se range à l'avis de Schech, qui soutient qu'une division nette entre l'hypertrophie de la muqueuse et les polypes vrais est difficile à établir.

C. Rokitanski [1], dans son *Traité d'Anatomie pathologique*, admet que la muqueuse des fosses nasales est très sujette aux inflammations catarrhales aiguës et

---

(1) Rokitanski, *Lehrb. d. path. Anatom.* Band. III.

chroniques, ces dernières, caractérisées par la tuméfaction spongieuse et glandulaire de la muqueuse, et par la production abondante d'un pus fétide, qui amène l'ulcération et la destruction par carie. Dans d'autres cas, elle produit, comme les inflammations aiguës répétées, l'hypertrophie de la muqueuse, en même temps que la sécrétion d'un mucus ressemblant à de la colle, et transparent comme du verre.

Cette hypertrophie revêt bientôt l'apparence d'un épaississement diffus de la muqueuse sur une grande étendue, surtout sur le cornet, sous forme de protubérance verruqueuse ou de bourrelets plissés.

Hoppmann considère les polypes muqueux comme la conséquence d'un prolapsus de la muqueuse qui, dans le cours du développement, se prolonge vers le bas et prend peu à peu la forme d'un polype.

Schæffer pense qu'ils croissent sur le terrain du catarrhe chronique. Il admet que, dans l'acte de se moucher violemment, de petits lobules de la muqueuse sont à demi détachés et qu'ils se transforment plus tard en polypes.

Moldenhauer a une opinion tout à fait différente de celles des auteurs précédents. D'après lui, on doit considérer le catarrhe comme la conséquence plutôt que comme la cause des polypes. « On admet d'ordinaire, dit-il, que les polypes se développent de préférence sur un terrain constitué par une muqueuse atteinte d'une inflammation catarrhale chronique, mais des considérations importantes s'opposent à cette théorie. Nous voyons, en effet, les polypes se développer de préférence en des points qui, d'ordinaire, présentent le moins de traces d'inflammation catarrhale des muqueuses. Si l'opinion soutenue jusqu'ici était exacte, il faudrait admettre cette chose surprenante que les cornets inférieurs, sur lesquels nous observons les symptômes les plus marqués de catarrhe, ne présentent justement jamais de polypes. Il est vrai que nous observons le plus souvent, en même temps que les polypes muqueux, le catarrhe de la muqueuse du nez, mais on doit considérer ce dernier phénomène non comme la cause des polypes, mais comme la conséquence des irritations prolongées. De plus, on observe aussi des polypes muqueux en l'absence de catarrhe bien marqué. D'après ce que nous venons de dire, il est vraisemblable que des excitations mécaniques, qui sont pourtant extraordinairement fréquentes, favorisent le développement des polypes muqueux en des points des fosses nasales d'ailleurs prédisposés. »

Dans son *Manuel des Maladies des fosses nasales* (page 379), MOURE ne croit pas devoir, avec GERDY, attribuer aux traumatismes une influence sur l'apparition des polypes du nez. Il croit que l'on pourrait, avec plus de raison, faire jouer un certain rôle aux diverses causes susceptibles d'entretenir ou de développer une inflammation chronique de la muqueuse pituitaire : coryza chronique et rhinite hypertrophique. Peut-être l'hérédité pourrait-elle être invoquée tout au moins comme cause prédisposante de l'affection. MOURE admet, avec la majorité des auteurs, que les polypes muqueux sont le résultat d'une hypertrophie exagérée de la muqueuse du nez, de ce que HOPPMANN appelle les fibromes œdémateux mous, tumeurs qui représentent tous les différents degrés d'hypertrophie de la muqueuse, depuis le simple gonflement jusqu'au polype lui-même. Il considère la présence des polypes comme une conséquence plutôt qu'une cause des sinusites. Car l'occlusion du sinus par les polypes n'explique pas son infection. Au contraire, ces tumeurs sembleraient devoir protéger cette cavité contre l'envahissement des microbes pathogènes.

En 1895, à une réunion de l'Association médicale britannique [section de laryngologie ([1])], la question de l'étiologie des polypes muqueux du nez était mise à l'étude, et voici les principales idées qui furent exposées :

Guye constate qu'il est impossible d'assigner aux polypes muqueux une origine commune, dans l'état actuel de nos connaissances. La muqueuse pituitaire paraît réagir, par la production de polypes, à des excitations très diverses : rhinolithe, ethmoïdite nécrosante de Woakes, empyème, ozène, atrésie des méats, etc. ; mais souvent les polypes paraissent tout à fait spontanés. Peut-être faudrait-il aussi rechercher les influences de climat ou de terrain, car l'auteur a été frappé de la fréquence des polypes dans une région de la Hollande.

Pour Luc, la dégénérescence myxomateuse de la pituitaire, qui diffère peu de l'œdème simple de la muqueuse, affecte la forme de tumeurs pédiculées, grâce à la présence de replis dans la muqueuse du cornet moyen et du méat moyen, qui sont les sièges de prédilection des polypes. La coexistence de lésions de l'os

---

([1]) *Annales des Maladies de l'oreille*, décembre 1895.

sous-jacent est exceptionnelle ; et la théorie de l'ethmoïdite nécrosante de Woakes est loin d'être prouvée :
la minceur des lamelles osseuses des cellules ethmoïdales. fait qu'elles s'effondrent sous le stylet qui les
explore, en donnant la sensation de séquestres. Les
polypes peuvent être spontanés, ou être liés à un catarrhe chronique ; ils sont souvent l'expression d'un
œdème de voisinage, consécutif à la suppuration chronique des fosses nasales ou de leurs sinus ; plus rarement, la cause provocatrice des polypes est constituée
par une tumeur maligne.

P. Mac Bride, d'Édimbourg, admet que la pesanteur
est un facteur important dans la production des polypes ; c'est ainsi que la partie supérieure des fosses
nasales est le siège de polypes, tandis que la partie inférieure donne lieu à la formation de tissus hypertrophi-
ques d'aspect papillomateux. De plus l'empyème des
cavités annexes est plus souvent absent que présent
chez les personnes atteintes de polypes.

Scanes Spicer partage l'opinion de Zuckerkandl
sur l'origine inflammatoire des polypes et leur identité
avec les hypertrophies du cornet inférieur.

W. Hill compare les polypes du nez à ceux des
autres parties du corps ; les uns, comme ceux de la
vessie et du rectum, sont évidemment indépendants de
l'os, et proviennent d'un état inflammatoire ou irritatif
de la muqueuse ; les autres, ceux de l'oreille, par
exemple, se lient souvent à des suppurations osseuses.
Ces deux catégories se retrouvent dans le nez, la dernière étant exceptionnelle.

F.-H. Bosworth n'a rencontré d'empyème que dans

un huitième des cas de polypes, à peine ; il considère la suppuration comme une conséquence plutôt qu'une cause productrice de polypes.

En 1897, A. ALEXANDER (¹) publie la statistique suivante : A la Policlinique laryngologique universitaire de Berlin, sur 149 malades atteints de polypes, 69 avaient des sinus sains, 80 des sinus suppurés, dont 57 empyèmes de l'antre de Highmore, 8 suppurations des cellules ethmoïdales, 5 du sinus sphénoïdal, et un seul empyème du sinus frontal. D'un autre côté, le catarrhe aigu des sinus ne s'accompagne jamais de polypes ; toutes les fois qu'il y en a, la suppuration remonte au moins à un an ; aussi, sur 170 empyèmes, on compte 45 polypes.

Quant aux relations qui les lient, les études anatomo-pathologiques de la muqueuse, de l'os sous-jacent aux polypes, conduisent l'auteur à la conviction qu'il s'agit d'une hyperplasie inflammatoire de la muqueuse et de l'os. Cette inflammation est le résultat de l'action irritante du pus, et aussi de la propagation directe de l'inflammation de la muqueuse des sinus à celle du nez.

Dans la dernière édition de son traité paru vers la même époque et intitulé : *Die Krankheiten der oberen Luftwegen*, M. SCHMITT exprime son opinion sur l'étiologie et la pathogénie des polypes muqueux : les polypes sont le résultat d'une hypertrophie œdémateuse par stase lymphatique. Ce ne sont pas des myxomes, car on observe une transition insensible entre la partie supérieure adhérente, semblable en tous points à la

---

(1) *Annales des Maladies de l'oreille,* mars 1897.

muqueuse normale, et la portion inférieure du type polype muqueux transparent; d'ailleurs ce fait est prouvé par la rareté des glandes muqueuses disséminées dans la tumeur, et par la présence de nerfs à son niveau.

Une partie de ces tumeurs doit être considérée comme des bourgeons volumineux; tels ceux que l'on rencontre au niveau de l'hiatus semi-lunaire dans les suppurations sinusiennes et sur les points nécrosés de la cloison et des cornets; ou enfin, autour des corps étrangers. Ceux-ci sont presque toujours unilatéraux, en raison de leur origine.

La genèse des autres polypes exige des recherches ultérieures. Dans quelques cas cependant, le fait de se moucher violemment, de râcler ou de renifler, concourt à leur développement; mais il est probable que cet acte intervient surtout pour les pédiculiser.

Enfin, comme HEYMANN l'a montré, des polypes peuvent se former dans les cavités accessoires et apparaître consécutivement dans le nez. On rencontre souvent une forme particulière sur le cornet moyen, et c'est cette forme qui a donné à M. SCHMITT l'idée de la formation des polypes par stase lymphatique. Le cornet moyen est, dans ces cas, enveloppé d'une masse gélatiniforme qui, superficiellement, est constituée par des polypes analogues aux polypes ordinaires. Si on en pratique l'excision, la muqueuse se gonfle de nouveau pour ainsi dire immédiatement; si bien qu'il semblerait qu'on n'a rien enlevé. Jamais on n'arrive à mettre à nu la surface du cornet; il semble que la muqueuse reproduise immédiatement les portions de tissu excisées. Il ne faut pas confondre cette forme avec l'ethmoïdite qui, également, donne lieu à une abondante formation de polypes muqueux.

On le voit, M. Schmitt distingue trois sortes de polypes :

a) Des granulations irritatives (inflammatoires);

b) Des polypes de formation mécanique traumatique;

c) Une forme spéciale accompagnée d'une symptomatologie rappelant celle de l'hydrorrhée nasale.

H. L. Swain, en 1898 ([1]), étudie les rapports des polypes avec la charpente osseuse du nez. Voici les résultats de ses recherches : le périoste externe prend tôt ou tard une part à la formation de la néoplasie; il est tuméfié, gonflé de cellules jeunes et de tissu conjonctif. Plus tard encore apparaît une véritable ostéite proliférante avec ostéoblastes de nouvelle formation. Parfois il s'agit d'un autre processus, d'une ostéite raréfiante, l'os étant comme résorbé par le tissu fibreux; peut-être même ce processus peut-il aboutir à la carie. De ces notions découle la nécessité d'un traitement approprié.

H. Cordes, de Berlin ([2]), résume ainsi la question et donne les indications thérapeutiques rationnelles suivantes :

L'hyperplasie des cornets, leur dégénérescence polypoïde et les polypes du nez, dans certains cas, sont provoqués par le même processus inflammatoire de la muqueuse nasale. Ces affections ne sont que des ma-

---

([1]) Swain. — *New-York med. Journal*, 12 mars 1898. (*Annales*, oct. 1898.)
([2]) H. Cordes. — *Arch. f. Laryng. und Rhin.* Vol. XI, fasc. II, 1900.

nifestations du même processus inflammatoire qui, souvent, aboutit à un exsudat séreux; et qui, de plus, détermine une hyperplasie de l'os, due à l'augmentation de l'apport sanguin.

Dans les cas simples, les polypes ne sont accompagnés que d'une inflammation de la muqueuse seule; dans les cas de polypes multiples récidivants, l'inflammation envahit toujours l'os, qui présente soit une infiltration simple du périoste et de la substance médullaire, soit, le plus souvent, une ostéo-périostite proliférante.

Comme dans les autres parties de l'organisme, la lésion osseuse peut être ici primitive, due à une infection directe de l'os (typhus abdominal, scarlatine, influenza, exanthèmes aigus), ou bien se propager de la muqueuse ou des cavités accessoires du nez.

La localisation du processus est d'une grande importance pour la marche de l'affection et en ce qui concerne le traitement. Lorsque la muqueuse est seule atteinte, l'ablation des polypes et de la partie malade de la muqueuse suffit pour amener la guérison; lorsque l'inflammation a déjà envahi l'os, il faut enlever l'ethmoïde, ou du moins la partie malade de cet os.

Une affection de l'os est probable lorsque l'ablation répétée des polypes et de la muqueuse malade ne suffit pas pour prévenir les récidives. Le processus osseux peut, dans quelques cas isolés, anciens, guérir spontanément, alors que le produit de l'inflammation, c'est-à-dire le polype, ne rétrocède pas. Ce sont les cas de polypes multiples, dont l'ablation simple n'est pas suivie de récidive.

Les polypes ne sont nullement pathognomoniques des empyèmes du sinus; ils sont beaucoup plus souvent dus à des causes toutes différentes; mais les empyèmes deviennent souvent cause de polypes, grâce à la propagation de l'inflammation à l'os.

O. Barrago-Ciarella, de Naples ([1]), étudie la question à un point de vue particulier : au point de vue parasitaire. L'auteur a pu colorer, par des couleurs d'aniline, des corpuscules très caractéristiques dans le tissu conjonctif des polypes muqueux; et ces corpuscules sont des blastomycètes semblables absolument à ceux qui ont été décrits dans quelques lipomes et carcinomes. Ils n'ont pas été trouvés dans tous les polypes examinés; les plus nombreux appartenaient à des polypes à prolifération très rapide, quoiqu'on ne soit pas autorisé à attribuer la prolifération à la présence de ces microorganismes.

La coloration employée était le carmin violet de méthyle d'Ehrlich. Les blastomycètes, colorés en violet dans la préparation, se voient, soit à l'intérieur, soit en dehors des cellules, mais toujours à la périphérie de la tumeur, dans le tissu conjonctif sous-épithélial; on les trouve exceptionnellement dans le corps même du polype; et, dans ce cas, ce sont des parasites adultes, isolés; tandis qu'ailleurs ils se groupent de deux à dix, et de toutes les dimensions.

Il faut rapprocher de ce fait l'observation de Gotti et Brazzola ([2]) qui ont signalé la coexistence d'un

---

([1]) *Archive f. Laryng. und Rhin.* Vol. X, fasc. III, 1900.

([2]) Thèse de Kowatcheva, Nancy, 1900.

blastomycète spécial et d'un polype dans les fosses nasales d'une jument.

Suivant Hajeck (¹), il faut, pour expliquer la formation des tumeurs, faire intervenir les nombreuses saillies anguleuses qui revêtent la surface de l'ethmoïde. Imbibées de sérosité, elles deviennent pendantes par suite de la pesanteur. Il se produit alors une coudure des vaisseaux sanguins, laquelle entraîne la stase et l'augmentation de volume des polypes. Par sa constitution anatomique, la surface ethmoïdale est la plus favorable à la formation de ces bourrelets œdémateux.

Il reconnaît pour origine aux polypes une inflammation chronique de la muqueuse. Il partage, pour un grand nombre, l'opinion de Grünwald, et accorde une importance assez considérable aux suppurations sinusiennes. Une muqueuse, baignée constamment par une sécrétion pathologique, s'enflamme et devient œdémateuse.

D'après lui, la récidive incessante des polypes trouve son explication dans la persistance de l'irritation du revêtement ethmoïdal : ceci est prouvé par ce fait que la suppression du foyer purulent a évité la récidive de polypes anciens.

Mais il est des cas où il n'est pas possible de trouver une sinusite; et où les polypes ne sont que la conséquence d'une inflammation chronique, diffuse, atteignant tout l'ensemble de la muqueuse.

Ce qui, à la convexité des cornets, se manifeste sous forme d'hypertrophie ferme, diffuse ou lobulée, se ma-

---

(1) *Pathol. und Therap. der entzündliche Erkrank. der Nebenh. d. Nase*, page 188.

nifeste dans le méat moyen, sous forme d'hypertrophie œdémateuse ou polypes. Cette différence se conçoit facilement, quand on connaît le peu d'analogie qui existe entre la structure histologique des cornets et celle de la muqueuse de l'ethmoïde.

Les polypes qui apparaissent dans le nez ne sont que le résultat de l'inflammation de la surface nasale de la muqueuse ethmoïdale. Dans les affections du revêtement muqueux ethmoïdal, c'est-à-dire d'un labyrinthe proprement dit, l'infiltration œdémateuse atteint la muqueuse tapissant les cellules, dans la même mesure que celle qui revêt la surface nasale de l'ethmoïde.

Ce fait est facile à constater dans les cellules ethmoïdales, ouvertes chirurgicalement par le nez. On y voit des polypes muqueux infiltrés faire saillie, comme des polypes, par l'orifice artificiel.

C'est là ce que Bosworth appelait *myxomatose intracellulaire,* par opposition à la *myxomatose extracellulaire,* ou formation polypeuse, à la surface nasale de l'ethmoïde. Dans les formes invétérées de l'inflammation chronique, outre les altérations de la muqueuse, érosions, épaississement en forme de coussin ou bourrelets de granulations, il se produit des altérations de la charpente osseuse.

Ces altérations, abstraction faite de celles qui dérivent de la tuberculose ou de la syphilis, peuvent, d'après Hajeck, se ramener à deux processus : *hyperplasie* et *atrophie de l'os,* ces deux processus résultant de l'extension de l'inflammation de la muqueuse et du périoste à l'os et aux espaces médullaires.

a) Le processus hypertrophique du labyrinthe ethmoïdal a été démontré par Zuckerkandl sur des crâ-, nes. Les parties de l'os où existaient les polypes se montraient notablement épaissies, mamelonnées, por- teuses par place d'exostoses en forme d'arêtes. Sous la membrane nasale se trouvait une infiltration de cel- lules, soit sous forme de zone étroite, soit pénétrant dans les espaces médullaires du tissu osseux de l'eth- moïde. Par ce moyen, l'inflammation se propage aux couches profondes et aboutit à la superposition de couches d'os, soit sur toute la surface, soit sous forme de saillies acuminées de faible résistance, qui se brisent sous une pression légère et peuvent devenir une source d'erreurs;

b) Le processus raréfiant survient à la suite d'une inflammation longtemps prolongée, dans laquelle l'in- filtration cellulaire et la sclérose entravent, par pres- sion sur les vaisseaux, la nutrition du périoste et, conséquemment, de l'os. Il est vraisemblable qu'une ostéite hypertrophique précède l'ostéite raréfiante : en tous cas, on constate, à côté d'une atrophie, des traces d'apposition osseuse.

Les travées osseuses sont affaiblies au point qu'une légère pression amène leur fracture.

Ceci n'a rien à faire avec la nécrose : il n'y a ni ulcération ni formation de séquestres ; donc ni carie ni nécrose. L'os a été en grande partie résorbé, comme dans l'atrophie simple des cornets.

Pour J. Wright (¹), l'infiltration œdémateuse de la muqueuse nasale, soit sessile, soit sous forme de po-

______

(1) *Annales des Maladies de l'oreille,* avril 1900.

lypes, provient de l'obstruction mécanique veineuse par les produits inflammatoires, dans la muqueuse ou l'os sous-jacent; de phénomènes vaso-moteurs accompagnant l'inflammation chronique; de phénomènes vaso-moteurs dans les sténoses, provoquant la fièvre des foins et l'asthme bronchial.

A la Société de Laryngologie de Londres, en décembre 1900, Lambert Lack émit l'opinion suivante :

La théorie qu'il désire développer est que le polype nasal ordinaire est essentiellement une simple portion localisée de muqueuse œdématiée, et que cet œdème est le résultat d'une affection de l'os sous-jacent.

Le premier point est prouvé à la fois par l'examen clinique et les examens microscopiques. Histologiquement, les polypes sont constitués par du tissu fibreux, lâche, dont les mailles contiennent du liquide séreux. La tumeur renferme des vaisseaux et des glandes, et est revêtue par l'épithélium normal de la muqueuse. Les glandes sont plus nombreuses près du point d'implantation de la tumeur et sont extrêmement variables en nombre. Il existe, de plus, des signes d'inflammation : les parois vasculaires sont tuméfiées et épaissies, et l'on voit des amas épars de cellules rondes, surtout marquées autour des vaisseaux et des glandes.

Les glandes sont tantôt saines, tantôt en voie de dégénérescence. Les acini peuvent être dilatés par l'obstruction des conduits, due à la pression de l'exsudat inflammatoire; et c'est ainsi que se forment les kystes fréquemment observés dans les polypes. Ainsi donc, comme on le voit, les polypes contiennent toute la structure de la muqueuse normale, plus une certaine quantité d'exsudat inflammatoire, du sérum et des cellules rondes ; de plus, tout polype passe graduellement et imperceptiblement à son extrémité dans la muqueuse normale.

Cliniquement, on observe toutes les transitions entre un œdème de la muqueuse et un polype, œdème léger, œdème localisé prononcé, polype sessile à large base et polype pédiculé typique. C'est tout simplement une question de degré, une petite masse diffuse, non mobile, étant décrite comme un œdème, tandis qu'une tumeur plus grosse, mobile, nettement délimitée est considérée comme un polype. Aussi la structure microscopique de l'une et de l'autre est-elle identique. Grünwald prétend que l'on peut produire de l'œdème de la lèvre inférieure de l'orifice du sinus maxillaire, en tamponnant solidement l'antre, et que ce tissu œdémateux présente les caractères microscopiques d'un polype.

« Le second point, ajoute L. Lack, *que les polypes sont dus à une affection de l'os sous-jacent,* a été, pour la première fois, soutenu par Woakes ; mais ses idées n'ont trouvé que peu de créance. Cependant, quelque réserve que l'on fasse sur l'œuvre personnelle et les recherches de Woakes, sa théorie de *lésion osseuse* me paraît expliquer, de la façon la plus complète, la pathogénie des polypes, et surtout leur tendance à la récidive, et mérite de ne pas être mise de côté. »

Dans trente cas de polypes du nez, L. Lack a trouvé constamment des lésions osseuses de la nature d'une *ostéite raréfiante.* Les coupes montrent que le processus débute sous forme d'une prolifération cellulaire dans la couche profonde du périoste. De nombreuses grosses cellules ou ostéoblastes paraissent en contact avec l'os, qu'elles envahissent graduellement, en formant de petites travées irrégulières le long de son bord. En même temps, les cellules osseuses, elles-mêmes, grossissent, deviennent plus nombreuses et donnent à l'os une apparence cellulaire. Comme ce processus d'ostéite raréfiante s'étend de plus en plus, l'os finit par se désagréger, et les fragments, entourés de tous côtés d'ostéoblastes, sont lentement détruits et absorbés. On n'observe pas de nécrose vraie. Ce tableau se retrouve aussi bien dans les polypes simples que dans les diffus.

Ces observations ont été confirmées par Cordes (*Arch. für Laryng.*, déc. 1900), dont les recherches ont abouti à des résultats identiques, excepté peut-être dans ce fait qu'il n'avait pas toujours constaté de lésions osseuses dans des cas de polypes bénins.

L. Lack appuie encore sa théorie sur des faits cliniques :

1° Le doigt, introduit jusque dans la région ethmoïdale, sans anesthésie générale, se heurte le plus souvent à du tissu ramolli, semblable à de la gélatine, où l'on sent très nettement des fragments d'os détachés, bien que l'os soit rarement dénudé et rugueux ;

2° Dans un cas grave de polypes, il est parfois possible d'observer, quand les polypes ont été enlevés à l'anse sans avoir touché à l'os, que le cornet moyen a disparu entièrement et que sa place est occupée par des masses de petites tumeurs polypoïdes ;

3° Les résultats de l'opération, en ce qui concerne

la récidive, dépendent, quand l'os est malade, de l'ablation complète de ce dernier. Ceci prouve que la lésion osseuse est la cause du polype, et non *vice versa,* comme d'aucuns l'ont prétendu.

Voici quelle serait, d'après cet auteur, l'évolution probable d'un cas de polype :

Dans une inflammation aiguë de la région ethmoïdale, et en particulier dans les formes graves et anciennes, liées à des affections telles qu'exanthème, érysipèle, influenza, suppuration des sinus, il est probable que le périoste, revêtu seulement par la fine membrane muqueuse, et l'os sont envahis. Dans de pareils cas, le cornet moyen est surtout susceptible d'être atteint, et, à l'examen, il paraît grossi et arrondi. L'étude microscopique d'un semblable cornet moyen révèle une ostéite raréfiante à sa période initiale et la muqueuse sus-jacente œdématiée présente tous les caractères microscopiques d'un polype typique du nez.

Comme l'affection progresse lentement, l'os se désagrège et, en même temps, s'hypertrophie ; la cellule présente un creux habituellement dans son extrémité antérieure, se distend et forme un kyste osseux. L'ostéite se propage aux parties voisines, et finalement à tout l'ethmoïde. Les contours de l'os s'effacent ; le cornet moyen peut devenir méconnaissable et toute la partie supérieure du nez se remplit de fragments d'os détachés, de polypes, de granulations, de muqueuse œdématiée. Dans sa marche, extrêmement lente mais progressive, l'os subit une destruction lente, mais sûre, et finit par se résorber. Dans quelques cas, l'affection peut rétrocéder ; alors l'os se condense et se sclérose.

Cet état s'observe dans des cas où il n'y a qu'un, peut-être deux polypes ; et comme on le sait, dans ces cas, la récidive de la tumeur, après ablation, est rare.

Au premier stade, il est difficile de distinguer microscopiquement la muqueuse œdématiée revêtant l'os malade d'un polype et cliniquement les deux états passent l'un dans l'autre par des transitions insensibles. L'infiltration œdémateuse dans cette région peut atteindre des proportions considérables et la muqueuse, très faiblement attachée, forme facilement des plis. Au bout de quelque temps, les tissus tuméfiés, bien vascularisés, prennent la forme d'une tumeur plus ou moins indépendante ; l'augmentation de volume est favorisée, sans doute, par la position déclive de la tumeur et l'action de la pesanteur. Leur tendance à se pédiculiser est également due, en partie, à l'action de la pesanteur et, en partie peut-être, à l'action de se moucher, qui imprime à la tumeur des mouvements d'oscillation.

Ces considérations expliquent les principaux traits du tableau clinique des polypes, leur tendance à la récidive après une simple ablation, leur origine dans la région ethmoïdale du nez, où l'os est recouvert par un mince mucopérioste et, enfin, leur plus grande fréquence sur le cornet moyen et dans la région avoisinant les orifices des sinus accessoires, où la muqueuse est extrêmement lâche.

Tout récemment [1], L. LACK, parlant de l'étiologie et du traitement des suppurations ethmoïdales, dit : « Le polype du nez peut être causé par une sinusite qui a

---

[1] L. LACK. — *Annales des Maladies de l'oreille,* avril 1903.

entraîné des lésions de la muqueuse et de l'os sous-jacent; d'autres fois, lésions nasale et sinusale relèvent de la même cause; d'autres fois, le polype, en faisant obstacle à l'écoulement, peut faciliter la transformation d'une inflammation aiguë en suppuration chronique. »

A la même réunion de la Société de Laryngologie de Londres de 1900, plusieurs auteurs ont repris la question et voici le résultat de la discussion :

Pour M. Creswell Baber, les polypes muqueux peuvent, d'après les auteurs les plus récents, être regardés comme la résultante d'une infiltration séreuse inflammatoire de la muqueuse et semblent ne pouvoir être produits que par quelque irritation. Ils peuvent être dus non seulement à une affection localisée à l'ethmoïde, mais aussi à l'irritation de l'écoulement provenant d'un empyème de l'antre, des sinus frontaux et ethmoïdaux, et encore à des causes bien différentes, telles que corps étrangers du nez ou affections malignes.

Ils ne sont pas, comme certains l'ont affirmé, nécessairement liés à la suppuration des cavités accessoires, ou même à une suppuration quelconque.

Les causes non ethmoïdales mises de côté, Creswell Baber examine la forme de l'affection dans laquelle les altérations morbides restent localisées à l'ethmoïde. Il est généralement admis que le processus inflammatoire donnant lieu au polype muqueux peut rester limité à la muqueuse, ou qu'on peut aussi se trouver en présence d'une périostite proliférative chronique ou d'une ostéite ostéo-plastique ou raréfiante (ou des deux).

Hajeck admet que, sauf dans les dyscrasies constitutionnelles (tuberculose et syphilis), ces processus résultent de l'extension de l'infiltration inflammatoire de la muqueuse et du périoste à l'os et à ses espaces médullaires.

Suivant les recherches plus récentes de CORDES, l'os peut être primitivement affecté dans le typhus, l'influenza, la scarlatine et tout autre exanthème, ou encore secondairement à la muqueuse. Cet auteur ne confirme pas la présence d'ostéite raréfiante, bien qu'il admette que des altérations absorbantes accompagnent constamment les processus ostéoplastiques.

CRESWELL BABER admet, avec la plupart, que la récidive dépend du siège de la lésion nasale, nulle si l'affection est limitée à la muqueuse seule ; fréquente et rapide si l'os est atteint d'ostéite, ou tout au moins si la muqueuse des cellules qui échappent à la vue participe à l'affection.

Enfin, il reste bien entendu que les cas ethmoïdaux et les cas de polypes dus à une affection des autres sinus coexistent souvent, et que la relation existant entre eux n'est pas encore clairement établie.

Selon W.-G. SPENCER, les altérations osseuses sont secondaires et non primitives. Certains polypes, de par leur siège et leur situation, n'ont rien à voir avec le périoste ou l'os. On ne saurait nier que plusieurs spécimens montrent une ostéite atrophique secondaire, dont le développement est en rapport avec le pédicule du polype ; plus le polype devient gros, plus elle devient apparente. Jusqu'à présent, aucun fait clinique n'est venu démontrer que le développement du polype était précédé d'une lésion inflammatoire.

M. Charles Parker se rallie à l'opinion de Lack :
« Du fait qu'une ablation simple de polypes ne guérit
pas l'affection, dit-il, il est permis de tirer cette conclusion que la source du mal subsiste, et, d'autre part,
le fait bien connu depuis longtemps que la récidive
sera beaucoup moins fréquente, lorsqu'on aura enlevé
l'os sous-jacent au point d'implantation du polype, nous
autorise à supposer que, dans de pareils cas, la cause
de l'affection avait été supprimée.

« Il est possible de suivre cliniquement toutes les
phases de développement d'un polype, de l'œdème simple de la muqueuse revêtant l'extrémité antérieure du
cornet moyen, jusqu'au polype pédiculé entièrement
formé, et de prouver que des altérations osseuses, bien
marquées, existent, quoique à un degré moindre, aussi
bien dans un œdème simple de la muqueuse que dans
un polype vrai : de là, il est permis de conclure que la
lésion osseuse précède le polype. Aussi l'observation
clinique et les recherches anatomo-pathologiques
plaident-elles en faveur de cette idée, que l'affection
osseuse est plutôt la cause que le résultat du polype. »

Pour Donelan, le fait que, dans des cas bénins, l'os
n'est pas affecté le porte à croire que la résorption
du cornet moyen est due à des causes simples, comme,
par exemple, à la compression ou à des troubles circu-
latoires, plutôt qu'à une ostéite raréfiante.

Scanes Spicer se demande s'il y a lieu d'éliminer
l'hypothèse d'un écart de l'état normal dû à une mal-
formation de l'organisme ou à un traumatisme exté-
rieur, si des traumatismes résultant d'une chute ou
d'un coup peuvent occasionner des lésions primitives

du périoste muqueux, lésions qui ne guériraient pas, ou qui passeraient à l'état chronique ; enfin, si les variations extrêmes et rapides de température de l'air respiré, l'inhalation de poussières irritantes et de micro-organismes pathogènes, la congestion chronique par sténose nasale ne sont pas des causes suffisantes, sinon pour provoquer, du moins pour nous expliquer la persistance d'une muco-périostite traumatique, avec ses conséquences naturelles : polypes et lésions osseuses.

D'après HERBERT TILLEY, dans un certain nombre de cas, peut-être même dans la majorité, les polypes prennent naissance dans la muqueuse et l'os n'est envahi que secondairement. L'os enflammé entretient alors la repullulation des polypes, quand bien même ces derniers sont enlevés de temps à autre. La preuve en est que, dans quelques cas, exceptionnels il est vrai, des polypes muqueux avaient pris naissance sur la cloison, et que dans d'autres, plus fréquents, ils couvraient les parois de cavités accessoires suppurées, dont l'os sous-jacent n'était pas atteint.

Enfin, récemment, CHIARI (¹), dans son *Traité des Maladies du nez,* considère les polypes comme des hypertrophies localisées de la muqueuse, qui se pédiculiseraient en s'infiltrant de liquide. Ils doivent donc être regardés comme des hypertrophies de la muqueuse, gonflée par l'œdème, d'autant plus que l'on trouve une série de transitions entre eux et les hypertrophies des cornets.

------

(1) CHIARI. — *Die Krankheiten der Nase,* 1902.

De plus, ils sont provoqués par l'irritation chronique
de la muqueuse nasale, par le catarrhe chronique et
la suppuration des annexes et formés des mêmes éléments cellulaires que les parties molles ambiantes. Ce
sont ainsi, d'après leurs caractères cliniques et histologiques, des hypertrophies circonscrites, durcies, aug-
mentées de consistance, de la muqueuse nasale, d'autant plus qu'ils n'ont jamais une croissance limitée.
Le terme de fibrome œdémateux (Hoppmann et autres)
n'est donc pas bien choisi.

Comme Zuckerkandl et Hajeck l'ont démontré, le
périoste et l'os sont intéressés dans les hyperplasies
circonscrites de la muqueuse. Cela explique la présence
des épines que l'on trouve fréquemment au niveau du
pédicule. Le toucher au stylet donne la sensation d'os
rugueux ; ce qui explique l'opinion de Woakes sur
l'origine des polypes consécutifs à une ethmoïdite nécrosante.

Il peut se développer dans certains gros polypes
(choanaux) des points de condensation, avec formation de lamelles osseuses, qui, d'ailleurs, n'ont aucun
rapport avec le périoste sous-jacent de leur point
d'implantation.

Chiari reconnaît, à la suite de Zuckerkandl, que les
polypes muqueux naissent de l'hypertrophie en bourrelets des bords de l'ethmoïde ; qu'ils s'imbibent de
sérosité quand intervient en eux une stase : de là,
leur forme en bourse. Ces bourrelets, tirant sur leur
base d'une épaisseur légère, l'allongent et peuvent
ainsi acquérir un pédicule d'une minceur extrême. Cet
allongement peut du reste amener leur rupture spon-

tanée. L'augmentation de volume des polypes doit se faire, pour cet auteur, par l'issue de sérum hors des vaisseaux. En effet, ces polypes sont formés de sérum épanché à l'intérieur des alvéoles du tissu conjonctif. La raison pour laquelle cette sortie du sérum hors des vaisseaux a lieu est la suivante :

L'hypertrophie en bourrelets qui pend de l'ethmoïde est toujours tiraillée par le courant d'air; il en résulte une gêne pour la circulation de retour. En conséquence, il se produit une transsudation séreuse qui sera une nouvelle gêne à la libre circulation sanguine.

A l'exemple de quelques auteurs (1), Chiari a rencontré dans le voisinage des sarcomes, carcinomes, etc., des polypes bénins du nez qui cachaient la tumeur maligne et qui, histologiquement, étaient identiques aux polypes muqueux ordinaires.

Telle est, dans ses traits les plus généraux, l'histoire de la question de l'étiologie et de la pathogénie des polypes muqueux des fosses nasales. Nous avons donné un aperçu, nécessairement un peu heurté, des innombrables travaux qu'elle a suscités. Néanmoins, malgré l'apparente complexité des diverses opinions émises, leur analyse approfondie montrera qu'il est possible de les grouper sous un certain nombre de chefs, et de ramener les différentes idées exposées à cinq théories

---

(1) Bertemes. — Polypes muqueux et épithélioma des fosses nasales. (*Revue de Laryngol.*, n° 37, 1900.)

principales, basées sur les altérations anatomiques ou fonctionnelles de la muqueuse dans les polypes du nez :

1° Théorie de la nécrose osseuse ;

2° Théorie de la suppuration annexielle ;

3° Théorie du catarrhe chronique ;

4° Théorie nerveuse ;

5° Théorie parasitaire.

C'est la valeur de ces diverses théories que nous allons actuellement discuter. Nous ferons cependant précéder cette discussion de l'exposé des faits incontestés et incontestables qui serviront de base à notre critique. Et, comme, dans un bon nombre de cas, la clinique ne suffit pas à elle seule pour expliquer l'origine des polypes, nous exposerons leur constitution histologique fondamentale, en nous basant sur les recherches les plus récentes des auteurs les plus compétents.

CHAPITRE II

ANATOMIE PATHOLOGIQUE ET ÉLÉMENTS ÉTIOLOGIQUES GÉNÉRAUX

Sous ce titre, nous étudierons les éléments relatifs à l'anatomie et à l'histologie, ainsi que les influences de l'âge, du sexe, des professions, notions d'ordre général admises par tous les auteurs, et dont nous avons constaté l'exactitude par des examens personnels.

AGE. — SEXE. — PROFESSION

Les polypes muqueux se rencontrent surtout dans l'âge adulte, un peu plus souvent chez les hommes que chez les femmes. C'est de vingt à trente ans qu'on les observe le plus fréquemment. Une statistique de Hoppmann, appuyée par celle de Natier et de Ripault, établit que sur 100 malades, 3 ou 4 seulement n'ont pas encore atteint l'âge de quinze ans ; Krakauer a présenté en 1885 à la Société de Médecine interne de Berlin un enfant de quatre mois et demi auquel il avait enlevé onze polypes. Chez un nouveau-né, Leroy en a vu saillir un hors de la fosse nasale (¹).

Cependant ils ne sont pas aussi rares dans l'enfance que l'indiquent certains auteurs : en effet, Mackensie

____

(1) *Traité de chirurgie* de Le Dentu et P. Delbet, 1897, t. V, p. 551.

en publié 8 cas, Moure 9 cas, Schæffer, sur 972 cas de polypes opérés, rapporte que 99 ont été enlevés chez des enfants d'un à seize ans. Nous-même avons eu l'occasion d'observer plusieurs fois, à la clinique de M. le Professeur agrégé Jacques, des adultes porteurs de polypes dont le début remontait à l'enfance.

Il faut enfin faire remarquer que les individus exposés aux refroidissements, les cultivateurs par exemple, ou séjournant dans des habitations humides, sont prédisposés d'une manière particulière à cette affection.

FRÉQUENCE ET NOMBRE

Les polypes des fosses nasales sont extrêmement communs : Zuckerkandl les a rencontrés une fois sur 8 ou 9 autopsies. Ils peuvent être uniques, mais dans la plupart des cas ils existent en grand nombre : d'après Mackensie, ils occupent les deux narines dans 30 p. 100 des cas ; c'est surtout chez les enfants que l'on observe les polypes solitaires unilatéraux, tandis que chez l'adulte, ils sont en général plus nombreux et occupent presque toujours l'une et l'autre narine. Quelquefois même, lorsque leur nombre est considérable et que leur début remonte à l'adolescence, ils ont pu déterminer une disjonction des os propres et, par suite, un élargissement considérable de la racine du nez ; on observe souvent dans ces cas un écartement très marqué des branches montantes des maxillaires et une subluxation des os propres, ainsi que nous en avons récemment constaté un cas remarquable chez un sujet âgé de dix-sept ans, qui avait subi à l'âge de onze ans une rhinotomie médiane pour libérer ses fosses nasales des productions polypeuses.

ASPECT. — VOLUME. — CONSISTANCE

Les polypes muqueux sont en général mous, blanc-jaunâtres et d'aspect gélatineux. Toutefois, ceux qui siègent à l'entrée des narines et qui, par conséquent, sont soumis aux irritations et traumatismes extérieurs, revêtent presque toujours une teinte plus rouge, qui rappelle un peu la couleur du cornet inférieur tuméfié dans le catarrhe chronique. Cette pâleur habituelle fait place, dans les polypes consécutifs aux empyèmes annexiels, à une teinte plus foncée, rougeâtre, parfois un peu ardoisée, due à l'action irritante exercée sur eux par le contact du pus.

La grosseur des productions polypeuses varie du volume d'un grain de mil à peine jusqu'à celui d'une noix. Nous avons eu même plusieurs fois l'occasion d'enlever des polypes, alors généralement uniques, qui atteignaient la grosseur d'un petit œuf de poule, aplati dans son diamètre transversal, et qui occupaient non seulement les fosses nasales mais encore le cavum.

Ils sont très hygrométriques, ce qui explique l'aggravation des symptômes par les temps humides, et leur amélioration pendant la sécheresse.

FORME. — MODE D'IMPLANTATION

D'après MORELL-MACKENSIE, et la majorité des auteurs, les polypes sont au début de forme globuleuse, et deviennent dans la suite libres le long de la paroi du nez, suspendus par un étroit pédicule ; l'action de la pesanteur sur leur contenu semi-liquide leur fait bientôt prendre la forme caractéristique (forme de larve, *tear-shaped*) qu'on leur connaît. Toutefois, ils ne gardent pas toujours cette configuration, car, ainsi que le fait remarquer GRUNER, lorsqu'ils atteignent un volume considérable, ils cessent d'être pyriformes et se moulent aisément contre les parois rigides qui les entourent de tous côtés (¹).

L'opinion de ZUCKERKANDL (²) diffère en certains points de celle de MACKENSIE : pour cet auteur, le groupe des polypes du nez peut être divisé en deux sous-groupes : ceux qui ont une base large et ceux qui ont une base étroite. Dans les polypes à pédicule étroit, le diamètre longitudinal prévaut sur celui de la largeur et de l'épaisseur ; la base de la tumeur est relativement petite, et lorsque, comme cela arrive quelquefois, l'extrémité libre de la tumeur gonfle par suite du développement de kystes, le polype prend la forme d'un champignon.

Les polypes à large base ont la forme d'une crête de coq ou d'une feuille : le diamètre transversal est plus grand que le diamètre longitudinal ; l'épaisseur est faible et la base est allongée. Ces deux sortes de tumeurs ne se distinguent que peu les unes des autres, soit au point de vue macroscopique, soit au point de vue histologique ; c'est ici surtout la forme qui les carac-

---

(1) MORELL-MACKENSIE. — *Traité des Maladies du nez*, 1887, p. 177.

(2) ZUCKERKANDL. — *Anatomie normale et pathologique des fosses nasales*, 1895, p. 243.

térise : elles la conservent depuis leur première apparition jusqu'à la fin de leur développement. Un seul cas, ajoute Zuckerkandl, s'écarte sensiblement de cette règle : polype aplati, arrondi, dont le pédicule est relativement très étroit. Mais il est cependant plus que probable que, dans ce cas, il s'agit d'une atrophie du pédicule, produite par la rotation de la tumeur autour de son axe.

En faisant abstraction de ce cas, on peut généralement dire, dès les premiers stades, quelle sera la forme du polype complètement développé. Car il n'arrive pas qu'une tumeur change de forme pendant son développement. Les polypes à pédicule étroit constituent, déjà dans les premières phases de leur évolution, des tumeurs grêles pourvues d'un pédicule relativement long et mince ; les tumeurs à large base débutent de la façon suivante : sur le bord où elles naissent, la muqueuse s'hypertrophie tout d'abord et fait un bourrelet peu saillant ; peu à peu la région hypertrophiée s'allonge, jusqu'à ce qu'elle se soit enfin transformée en une grosse plaque.

Malgré cette division, peut-être un peu arbitraire, Zuckerkandl reconnaît à ces deux formes de polypes une structure macroscopique et microscopique en tous points semblable, et nous pouvons par conséquent identifier leur étude.

SIÈGE

C'est encore à Zuckerkandl que nous empruntons la majeure partie de ce qui suit. Cet auteur a publié, en effet, en 1895, le relevé de trente-neuf autopsies. Après avoir enlevé les différentes parties osseuses qui empêchaient de voir l'origine profonde des polypes, il a pu déterminer l'insertion exacte d'un nombre assez considérable de ces tumeurs. Voici les résultats de ses recherches :

« Je n'ai jamais vu, dit-il, comme quelques auteurs l'ont admis, de polypes naître du plancher ou du toit du nez, ou de la lame criblée; VOLTOLINI dit, à propos des polypes du nez : « Ils naissent le plus souvent de « la paroi supérieure du nez, bien qu'on ne puisse nier « qu'ils se développent aussi sur les cornets. » (*Die Anwend. d. Galvano-Kaustik im Inneren des Kelkopfes, etc.* Wien, 1871.)

« Ils se développent:

« *a*) Sur les lèvres de l'hiatus semi-lunaris;

« *b*) Sur l'infundibulum ;

« *c*) Sur les ostiums ethmoïdaux ;

« *d*) Sur l'ostium frontal ;

« *e*) Sur l'ostium maxillaire;

« *f*) Sur les bords du cornet moyen (sur l'angle médian et latéral du bord inférieur);

« *g*) Sur les lèvres des sillons accessoires qui se rencontrent parfois à la face médiane du cornet moyen;

« *h*) Sur la bulle ethmoïdale ;

« *i*) Sur les cellules ethmoïdales.

« Ainsi donc surtout dans la région respiratoire, des fosses nasales au niveau des parties anguleuses de l'ethmoïde, des bords des méats moyen et supérieur. »

Il nous paraît plus juste de substituer le terme ethmoïdal au qualificatif « respiratoire ». Nous avons eu de plus bien souvent l'occasion d'observer à la rhinoscopie postérieure, chez des sinusiens en particulier, d'abondantes productions polypeuses, au niveau du méat supérieur.

Les polypes muqueux se rencontrent rarement sur la cloison; et dans ce cas, ils se trouvent sur les parties soit antérieures, soit postérieures; les régions médianes en sont indemnes. (CHIARI.)

Dans des cas qui ne sont pas exceptionnels, on peut voir, sous l'influence d'une suppuration prolongée, ou d'une macération par un œdème de cause vasomotrice, la muqueuse des cornets inférieurs dégénérer par places en des masses globuleuses, plus ou moins mamelonnées, rose pâle et demi-transparentes.

Enfin une dernière forme est constituée par les polypes choanaux, qui ont leur origine dans le nez, habituellement vers la partie postérieure du méat moyen, et qui se développent secondairement dans le nasopharynx.

Tous les auteurs sont d'ailleurs d'accord sur ce point que les polypes proprement dits naissent surtout au niveau de l'ethmoïde : les avis diffèrent seulement sur leur fréquence relative dans les diverses autres régions.

STRUCTURE HISTOLOGIQUE

Les polypes muqueux du nez se développent dans le tissu cellulaire de la pituitaire. Gros ou petits, ils ont tous la même histologie; ils sont formés des éléments suivants (CHIARI, ZUCKERKANDL, etc.) :

Épithélium. — Les polypes sont revêtus d'un épithélium cylindrique, cilié, qui renferme de nombreux lymphocytes; cet épithélium cylindrique fait place à un épithélium pavimenteux stratifié, dans les points soumis à une pression ou à une irritation quelconque, lorsque le nez est rempli de ces productions.

Stroma. — *a*) Sous l'épithélium se trouve une *membrane basale* qui cependant peut manquer. On remarque l'existence de papilles dans les gros polypes, surtout au niveau des parties comprimées ; les petits polypes, relativement libres dans la cavité nasale, n'en présentent pas ;

b) La couche sous-épithéliale se montre formée de fins faisceaux de tissu conjonctif, dans lesquels sont incluses de nombreuses cellules rondes, fusiformes ou étoilées ; ces dernières munies de prolongements dendritiques qui peuvent s'anastomoser. Les vaisseaux de cette couche sont très ténus.

c) Les couches profondes comprennent de fins faisceaux conjonctifs, disposés en mailles, aréolés. Les cavités dont ce tissu est creusé peuvent souvent atteindre des dimensions importantes, jusqu'à celles d'une lentille et plus, le plus souvent, de la grosseur d'une tête d'épingle.

Ces cavités sont remplies de liquide séreux qui, sous l'influence de l'alcool, prend l'aspect granuleux.

Cette structure fait que le tissu du polype ressemble à celui du cordon ombilical, de la gelée de Warthon, et explique pourquoi on a considéré les polypes comme des myxomes : ils en diffèrent, entre autres, en ce que l'exsudat intra-alvéolaire est un exsudat séreux, coagulable par la chaleur, et non de la mucine, propre aux tumeurs myxomateuses.

Cette partie profonde des polypes renferme de très petits vaisseaux. Le tissu conjonctif se présente encore sous forme de travées qui se résolvent à la périphérie en un fin réseau capillaire.

Il faut enfin noter que le polype se continue sans ligne de démarcation avec la muqueuse sous-jacente normale, les éléments constitutifs du polype faisant suite immédiatement aux éléments propres de la muqueuse nasale.

Glandes. — Il existe très souvent des glandes dans les polypes gélatineux; et il est extrêmement rare qu'elles soient de nouvelle formation (ZUCKERKANDL). D'ordinaire, il s'agit de glandes de la muqueuse hypertrophiée, qui se sont écartées les unes des autres par suite du développement interstitiel des tissus. Ce fait explique pourquoi elles existent surtout au niveau du pédicule, dans la région où le polype se continue dans la muqueuse normale.

Le fait que les polypes gélatineux, dans un certain nombre de cas, sont dépourvus de glandes, dépend évidemment de la place où naissent ces tumeurs.

La formation des kystes, dans les polypes muqueux, est d'observation très fréquente. Ils se présentent sous deux aspects[1] : les uns sont muqueux, et le résultat d'une dilatation glandulaire; leur contenu est riche en albumine et renferme des débris cellulaires ; les autres sont séreux, et formés de la réunion de plusieurs aréoles en une seule cavité; leur paroi n'est autre que du

----

(1) BRINDEL. — *Annales des Maladies de l'oreille,* septembre 1900.

tissu conjonctif à fibre plus ou moins fine, sans aucune
trace d'épithélium. Le contenu de cette deuxième va-
riété est séreux et coagulable par la chaleur. Il n'existe
ni glandes ni restes glandulaires dans le voisinage de
ces kystes.

Vaisseaux et nerfs. — Les polypes muqueux sont
pauvres en vaisseaux et saignent peu. Les filets nerveux ont été rencontrés, en petite quantité, il est vrai.

Il ressort de cette étude histologique abrégée que
nous pouvons déjà établir un point important, point
admis du reste, depuis un certain nombre d'années, par
tous les observateurs compétents : c'est que les polypes
nasaux ne sont pas des myxomes, mais bien une hypertrophie inflammatoire de la muqueuse.

Nous ne rencontrons en effet dans les polypes aucun
des éléments fondamentaux des myxomes : ce ne sont
pas des tumeurs isolables, énucléables ; ils ne sont pas
enveloppés d'une capsule fibro-conjonctive ; enfin leur
contenu est uniquement formé de sérum sanguin, et
non de mucine, comme celui des tumeurs myxomateuses pures.

Ayant ainsi posé que les polypes sont de simples
hypertrophies inflammatoires de la muqueuse nasale,
il nous reste à étudier les diverses idées émises, qui
se disputent la faveur d'expliquer le mécanisme de
leur formation.

C'est ce que nous allons développer dans le chapitre suivant.

CHAPITRE III

DISCUSSION DES DIFFÉRENTES THÉORIES

—

Nous avons vu qu'on pouvait ramener à cinq principales les diverses origines attribuées aux polypes muqueux :

1° Origine nécrotique osseuse ;

2° Origine suppurative annexielle ;

3° Origine catarrhale chronique ;

4° Origine nerveuse ;

5° Origine parasitaire.

Étant donné le développement particulier que nous avons accordé à la partie historique de cette thèse, partie, à notre avis, la plus importante, car elle expose dans tous ses détails les différentes opinions de nombreux auteurs, nous serons obligé, pour éviter des redites inutiles, d'être assez bref, et de nous borner à une critique précise et judicieuse de la question.

Il faut enfin noter que ces théories ne sont pas exclusives, et que les auteurs qui sont signalés ne rejettent pas, en général, d'une façon absolue l'intervention d'une cause autre que celle à laquelle ils attribuent la plus grande valeur.

1° THÉORIE DE LA NÉCROSE OSSEUSE

Voici, dans leurs traits généraux, les rapports des polypes avec la nécrose osseuse, en particulier de l'ethmoïde :

Une inflammation lente, catarrhale, traumatique ou autre, débutant dans les parties nasales de l'ethmoïde, amènerait une périostite sous-jacente et une nécrose osseuse. Cette nécrose donnerait lieu, sur le cornet moyen, à des néo-formations, d'abord de volume réduit, qui augmenteraient peu à peu et deviendraient des polypes typiques à un stade plus avancé de la nécrose osseuse.

Cette théorie, connue sous le nom d'*Ethmoïdite nécrosante de Woakes,* a été particulièrement adoptée par Lamb. Lack, qui substitue toutefois à l'hypothèse d'une véritable nécrose de l'ethmoïde celle, plus acceptable, d'une ostéite raréfiante d'origine infectieuse locale. La disparition ou l'atrophie plus ou moins complète du cornet moyen, constatée dans des cas de dégénérescence polypeuse diffuse de la pituitaire ethmoïdale, nous semble devoir être considérée comme l'effet (altérations trophiques par compression), plutôt qu'envisagée comme cause.

D'ailleurs les recherches approfondies de Hajeck, confirmant en ce point les assertions de Zuckerkandl, ont établi que l'ostéite affectait beaucoup plus la forme hyperplastique (épines, crêtes néoformées dans le pédicule des polypes), qu'elle ne tendait à l'atrophie du squelette.

Cette théorie ne saurait tirer confirmation de l'argument invoqué par Parker, que la suppression de la région osseuse correspondant à l'insertion du polype met à l'abri des récidives, alors que la simple décortication du cornet ne saurait prétendre à pareil résultat. Il est bien évident, en effet, que la résection de la tête du cornet moyen évitera à coup sûr la récidive des polypes sur la région osseuse supprimée, alors que la simple excision de la muqueuse, permettant la reproduction ultérieure de celle-ci sur le point momentanément dénudé, ne pourra s'opposer à une dégénérescence nouvelle en cas de persistance des conditions initiales. Il est non moins incontestable que le seul traitement radical des polypes récidivants, dus à une dégénérescence diffuse de toute la muqueuse ethmoïdale, consiste en la destruction de l'ethmoïde dégénéré.

Bref, nous ne saurions souscrire à l'opinion des auteurs anglais invoquant une nécrose primitive de l'ethmoïde, consécutive à une lésion banale ; il en va tout autrement si l'on fait intervenir des foyers d'ostéite spécifique nécrosante (syphilis, tuberculose). Ici, comme dans toutes les circonstances où persiste dans les fosses nasales un foyer irritatif quelconque, la pituitaire ambiante est sujette à subir une altération dégénérative aboutissant à la formation des polypes.

2° THÉORIE DE LA SUPPURATION ANNEXIELLE

Point de polypes sans sinusite : telle est la formule fondamentale de cette théorie. Les polypes sont presque toujours en relation avec l'empyème des sinus, et

cet empyème est la cause de leur développement. (Grünwald.)

Cette opinion serait acceptable si elle n'était aussi
exclusive. Il est en effet certain, et tous les auteurs le
reconnaissent actuellement, que bon nombre des formations polypeuses que l'on observe au niveau de
l'ethmoïde doivent leur naissance à l'irritation causée
par la suppuration permanente des sinus. Une muqueuse baignée constamment par une sécrétion pathologique s'enflamme et devient œdémateuse. (Hajeck.)
Dans ce cas, les polypes revêtent un aspect particulier : ils sont de couleur plus foncée, rappelant la
teinte et la consistance des fongosités polypoïdes que
l'on rencontre dans les sinus atteints de suppuration
chronique. Ils ont une surface irrégulière, mamelon-
née, d'aspect papillomateux ; leur coloration est vio-
lacée, et ils semblent renfermer un contenu beaucoup
plus liquide que celui des polypes ordinaires.

Mais de ce que l'empyème annexiel s'accompagne
presque toujours de dégénérescence polypeuse, il ne
s'ensuit pas nécessairement que la réciproque soit
vraie, et que tous les polypes soient un signe pathognomonique certain d'une suppuration sinusienne.

Il est notoire, et nous-même l'avons observé dans
des cas qui sont loin d'être rares, que certains polypes, siégeant surtout au niveau du cornet moyen qui a
pris alors un aspect mamelonné de couleur gris pâle,
analogue à de la muqueuse macérée, ne révèlent der-
rière eux aucune trace de suppuration. Ils sont accompagnés d'une sécrétion abondante séreuse, parfaite-
ment limpide ; et ce sont ces formes que l'on rencontre

dans l'hydrorrhée nasale. Elles ne diffèrent pas histologiquement des autres polypes, mais ont une pathogénie absolument distincte.

Nous n'éliminons donc pas complètement les idées
de Grünwald, mais nous les restreignons à leurs justes
limites, en accordant aux suppurations maxillaires, ethmoïdales, frontales et sphénoïdales une large part dans
la genèse des dégénérescences polypeuses de la muqueuse nasale.

3° THÉORIE DU CATARRHE CHRONIQUE

Il ne s'agit pas ici, à proprement parler, d'une véritable théorie. Le catarrhe chronique, en effet, est re-
connu par tous ceux qui se sont occupés de la question, comme le facteur constant, immédiat ou médiat
de la production polypeuse, qu'il agisse directement
sur la muqueuse (majorité des auteurs, Zuckerkandl,
Hajeck, etc.), ou qu'il n'intervienne qu'après avoir pro-
voqué des lésions profondes, invétérées du périoste ou
de l'os (Lack, Parker), pouvant aboutir à la carie osseuse (Woakes).

Il nous est facile de réfuter l'opinion de Moldenhauer qui prétend que l'on doit considérer le catarrhe
comme la conséquence plutôt que comme la cause des
polypes. L'argument tiré du peu de rapports qui existent entre la grande fréquence du catarrhe du cornet
inférieur et la pauvreté de cette région en polypes a
peu de valeur; car nous ferons remarquer, avec Zuckerkandl, que l'on trouve dans ces zones inférieures, non
pas des polypes typiques, il est vrai, mais des hyper-

trophies polypoïdes qui, au sens strict du mot, représentent des formations analogues aux polypes.

De plus, il n'est pas exact que les polypes se développent de préférence dans les points où l'on observe le moins de traces d'inflammation intense de la muqueuse, car c'est justement sur le bord de l'hiatus semi-lunaire que l'on voit fréquemment au début les traces du catarrhe chronique sous forme d'hypertrophies.

C'est sous cette rubrique encore que doivent être rangés les faits bien connus de coexistence de dégénérescence bénigne (polypes) et de néoplasies malignes, en une même région des fosses nasales. Ici, en effet, à notre sens, les polypes sont la conséquence de l'irritation prolongée (catarrhe chronique localisé) provoquée par le développement, en un point de la muqueuse nasale, d'un foyer cancéreux.

Bref, le catarrhe chronique est une cause banale, bien que probablement effective, que nous sommes contraint d'accepter, quand nous ne trouvons aucune autre raison d'être manifeste de la dégénérescence polypeuse.

4° THÉORIE NERVEUSE

Tous les praticiens qui ont eu à donner leurs soins à des malades atteints de la pénible affection connue sous le nom d'hydrorrhée se sont vus, bien des fois, amenés à supprimer des portions dégénérées de la pituitaire ethmoïdale, en tous points comparables, comme aspect et comme structure, aux polypes nasaux les mieux caractérisés. La forme seule était ici un peu spéciale : la diffusion du processus dégénératif, amenant une hypertrophie totale de la muqueuse de toute une région, sous forme d'épaississement en bourrelets, en crêtes et non en massues plus ou moins pédiculisées. (M. Schmitt.) Ici encore c'est l'ethmoïde qui offre constamment le maximum de dégénérescence ; les malades sont des neuro-arthritiques, sujets à des poussées éréthiques fréquentes et souvent éphémères. Chez ces malades, il ne saurait être question d'une suppuration annexielle, comme cause des altérations de la pituitaire. On serait, d'autre part, mal fondé à incriminer un catarrhe primitif, les symptômes catarrhaux marchant toujours de pair avec le développement des polypes, sans jamais les précéder d'une façon notable.

Il nous paraît plus légitime d'admettre qu'il s'agit, dans les cas de cette catégorie, d'un trouble primitif dans la circulation, et dans les échanges organiques au sang du revêtement muqueux des fosses nasales. Ce rapport entre l'hydrorrhée nasale et certaines dermatoses (eczéma en particulier) nous a été signalé, dans plusieurs cas, par M. le professeur agrégé Jacques. Ce trouble, dont la pathogénie est sans doute très voisine de celle de ces affections cutanées, paraît bien relever d'une altération fonctionnelle du système nerveux sympathique et spécialement de ses éléments vasomoteurs. (Lermoyez.) Brindel n'a-t-il pas établi que le phénomène anatomique, dont l'expression clinique est l'hydrorrhée, consiste dans une transsudation séreuse hors des vaisseaux, et non dans une hyperactivité glandulaire anormale ?

Il y a là, sans aucun doute, une cause relativement commune de productions polypeuses dans les fosses nasales, qui ne relèvent d'aucun des facteurs que nous avons signalés jusqu'ici, et pour laquelle le système nerveux doit être placé en première ligne. Ne faut-il pas encore en appeler à des phénomènes sympathiques pour expliquer ce fait signalé par divers auteurs (Lavrand), de la coexistence, en des points symétriques, de polypes muqueux des deux fosses nasales, dans des cas de suppuration sinusienne manifestement unilatérale ? (Jacques.)

Quoi qu'il en soit, la théorie pathogénique nerveuse est loin de revendiquer un rôle exclusif, ou même prépondérant, dans l'explication de la dégénération polypeuse. Il nous paraît néanmoins qu'on l'a peut-être laissée jusqu'ici un peu trop dans l'oubli, alors qu'elle pourrait jeter quelque lumière sur cette question encore si obscure.

5º THÉORIE PARASITAIRE

Le petit nombre d'observations publiées dans cet ordre d'idées ne nous permet pas de tirer une conclusion bien ferme à ce sujet. Dans ces cas, il s'agissait de blastomycètes situés, soit dans le mucus nasal d'un sujet porteur de polypes (Gotti et Brazzala), soit à l'intérieur même de polypes. (Barrago.)

Il est probable que ces champignons n'ont agi que comme cause déterminante, jouant alors le même rôle que le catarrhe chronique ou qu'une irritation quelconque dans la dégénérescence de la muqueuse nasale.

Leur attribuer une importance plus considérable serait, croyons-nous, un peu osé ; il faut, semble-t-il, restreindre leur rôle à un rang secondaire et ne pas les considérer comme des agents spécifiques des polypes.

Nous laissons à des recherches ultérieures le soin d'approfondir cette question, les matériaux nécessaires à une argumentation judicieuse étant encore trop peu nombreux.

CONCLUSIONS

1° Les polypes muqueux ne sont pas des myxomes, c'est-à-dire des tumeurs à type néoplasique caractérisé, encapsulées, mais le résultat d'une altération, à tendance hypertrophique et à type œdémateux de certaines régions de la pituitaire. Les recherches histologiques des auteurs récents ne laissent aucun doute à cet égard.

2° L'analyse des diverses théories émises relativement à la pathogénie de ces hypertrophies œdémateuses, leur étude critique nous montrent que toutes concourent, mais d'une manière incomplète, à la solution de la question d'étiologie des polypes muqueux; aucune ne peut à elle seule suffire dans tous les cas, et il faut accorder à chacune la part qui lui revient.

3° Deux causes principales interviennent dans la production de ces hypertrophies œdémateuses : l'inflammation chronique et les troubles d'ordre nerveux.

4° Les polypes relevant de la première cause sont des hypertrophies inflammatoires diffuses ou localisées, en tous cas prolongées, de la muqueuse normale, dues à une irritation quelconque du revêtement pituitaire.

Cette irritation est le résultat soit de l'écoulement purulent d'une cavité annexe, soit d'un catarrhe chronique localisé (corps étrangers) ou diffus, soit enfin d'altérations constitutionnelles (syphilis, tuberculose, cancer) ; ce à quoi il faut ajouter une prédisposition individuelle constituée par l'hérédité et le terrain.

5° Les polypes justiciables de troubles d'ordre nerveux ne sont que le signe d'une altération trophique : ils sont alors l'apanage de toute une classe d'individus sujets aux exigences de la diathèse neuro-arthritique.

6° La prédilection des polypes du nez pour la région ethmoïdale s'explique à la fois par la configuration anatomique du support osseux (crêtes, angles) et par la structure histologique (lâche, riche en lymphatiques) de la muqueuse.

INDEX BIBLIOGRAPHIQUE

Annales des Maladies de l'oreille, larynx, nez et pharynx.
Années 1895 à 1903.

BEAUMONT. — Thèse de Paris, 1895 : *Contribution à l'étiologie et au traitement des polypes muqueux des fosses nasales.*

BOUCHARD. — *Traité de Pathologie générale.* 1895.

BROCA. — *Traité des tumeurs.*

CHIARI. — *Die Krankheiten der Nase.* 1902.

CLOQUET. — *Maladies du nez et des fosses nasales.* 1821.

CORNIL et RANVIER. — *Manuel d'histologie pathologique.* 1881.

LE DENTU et DELBET. — *Traité de chirurgie clinique.* 1897.

DESCHAMPS. — *Traité des maladies des fosses nasales et de leurs sinus.* 1804.

DUPLAY et RECLUS. — *Traité de chirurgie.* 1890.

ESCAT. — *Traité médico-chirurgical des maladies du pharynx, naso-oro et laryngo-pharynx.* 1901.

GERDY. — *Des polypes et de leur traitement.* 1833.

GIRARD. — *Lupiologie.* 1775.

GRAZZI. — Sur l'Étiologie des myxomes des fosses nasales. (*Bollettino delle Malatt. de l'Orecchio.* 1902, n° 5.)

GROSS, ROHMER, VAUTRIN. — *Pathologie chirurgicale.* 1893.

GRÜNWALD. — *Die Lehre von der Naseneiterung.* 1893.

HAJECK. — *Pathologie und Therapie der entzündliche Erkrankung der Nebenhöhle der Nase.* 1899.

P. HEYMANN. — *Handbuch der Laryngologie und Rhinologie.* 1900.

HOPPMANN. — Ueber Nasenpolypen. (*Monats. für Ohrenh.* 1885.)

KOVATCHEWA. — Thèse de Nancy, 1900 : *Blastomycètes et tumeurs.*

Kuenemann. — Thèse de Paris, 1872 : *Considération sur les polypes muqueux.*

Kuhn. — Ohren-, Nasen-, Rachen- und Kehlkopf-Krankheiten. (*Bibliothek der gesammten medicinischen Wissenschaften,* her. von Drasche. 1899.)

Lacroix. — *Dissertation chirurgicale sur les polypes du nez.* 1802.

Lavrand. — Étiologie et pathogénie des polypes muqueux des fosses nasales. (*Journal des Sciences médicales de Lille.* 1898, n° 5.)

Lennox-Browne. — *Traité des maladies du larynx, pharynx et fosses nasales.* 1891.

Lermoyez. — *Thérapeutique des maladies des fosses nasales.* 1896.

Levret. — *Observations sur les polypes de la matrice, du nez et de la gorge.* 1749.

Luc. — Étiologie des polypes muqueux des fosses nasales. (*Archives internationales de Laryngologie.* 1895, n° 5.)

C. Michel. — *Traité des maladies des fosses nasales.* 1879.

Moure. — *Manuel des maladies des fosses nasales.* 1893.

Morell-Mackensie. — *Traité des maladies du nez.* 1887.

Reclus-Kirmisson-Peyrot-Bouilly. — *Pathologie externe.*

Revue de laryngologie, otologie et rhinologie. Années 1892 à 1903.

M. Schmidt. — *Die Krankheiten der oberen Luftwegen.* 1897.

Sieur et Jacob. — *Les fosses nasales et leurs sinus.* 1901.

Spillmann. — Article *Nez* (*Dictionnaire encyclopédique des Sciences médicales,* 1879).

Virchow. — *Pathologie des tumeurs.* 1867.

Voltolini. — *Maladies du nez et des cavités accessoires des fosses nasales.*

Zuckerkandl. — *Anatomie normale et pathologique des fosses nasales.* 1895.

TABLE DES MATIÈRES

Nancy, imprimerie Berger-Levrault et Cie.

NANCY, IMPRIMERIE BERGER-LEVRAULT ET Cie.

www.ingramcontent.com/pod-product-compliance
Ingram Content Group UK Ltd.
Pitfield, Milton Keynes, MK11 3LW, UK
UKHW022308120726
13694UKWH00003B/1321